EL COOKBOOK DEL GLUTEN-DIETA LIBRE ENCIMA LA CARNE MÁS DIVERSA PLATOS Y MÁS

El internacional cookbook de todo gluten recetas libres y más centrados encima platos de carne para darte variedad e ideas diferentes de todos los países alrededor del mundo, tiene divertido y cocinero con amor.

Por Autor

Antonino Top Chef

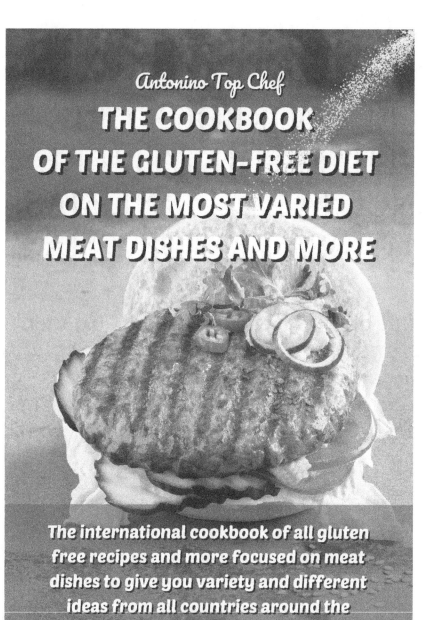

Antonino Top Chef

THE COOKBOOK
OF THE GLUTEN-FREE DIET
ON THE MOST VARIED
MEAT DISHES AND MORE

The international cookbook of all gluten free recipes and more focused on meat dishes to give you variety and different ideas from all countries around the world, have fun and cook with love.

Mesa De Contenidos.

La información en las páginas siguientes es en términos generales consideró una cuenta veraz y cuidadosa de hechos y cuando tal, cualquier inattention, uso, o abuso de la información en cuestión por el lector render cualesquier acciones resultantes sólo bajo su purview. No hay ningún escenario en qué el editor o el autor original de este trabajo puede ser en cualquier moda consideró propensa para cualquier trance o avería que poder befall les después de emprender la información describió herein.

Además, la información en las páginas siguientes está pretendida sólo para propósitos informativos y así tendría que ser pensado de tan universal. Cuando befitting su naturaleza, está presentado sin garantía con respecto a su validez prolongada o calidad interina. Marcas que está mencionado está hecho sin consentimiento escrito y puede en ninguna manera ser considerado una aprobación del titular de marca.

☆ 55% OFF for Bookstore NOW at $24.95 instead of $35.95 !

For you who are looking for something different, I present a series of dishes especially meat with gluten-free products, quick and easy to prepare recipes, have fun and cook with love.

Buy it NOW and let your Customers get addicted to this amazing book!

BLEU BURGER

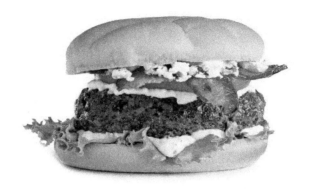

Está asombrando, para comer un azul cheeseburger.

Ingredientes

- Hamburguesa patty
- Queso azul
- Finely Trinchó cebolla dulce

Preparación

- Cocinero el burger vuestro método preferido cuándo es casi hecho
- Toma él con queso azul y dejado funda
- Saca del calor y parte superior con cebolla.

Valor nutritivo

- Proteína 4.8g

- Carbohidrato 687.3g
- Sodio 54.2g
- Colesterol 9.20g
- Gordo 2.5g

CHIPOTLE CHEESEBURGERS

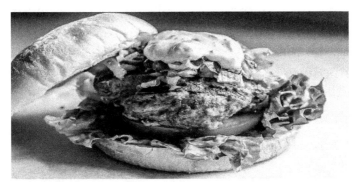

Esto es verdaderamente grande, mi amigo y yo no podrían parar hablando aproximadamente qué bien esta receta salió al principio.

Ingredientes

- 2 libras de ternera de tierra
- Chipotle chilies
- Ajo
- Cebolla trinchada
- Una cucharilla de sal
- Sliced Queso

Preparación

- Puesto todo excepto el queso a un bol
- Uso vuestras manos a mush todo junto hasta su bien-blended
- Forma 6 burgers y puesto les encima un plato
- Puesto él en la nevera a frío para una hora, lo haga más fácil de manejar sobre el asar

- Calor el asar encima calor de medio
- Conseguir el burgers frilled para 10 minutos por el lado hasta los zumos corre seco
- Cuándo el burgers es casi hecho, parte superior él con queso y dejado funda, entonces servir.

Valor nutritivo

- Proteína 60.8g
- Carbohidrato 68.3g
- Sodio 54.2g
- Gordo 0.7%
- Fibra 257g

SMOTHERED BURGER

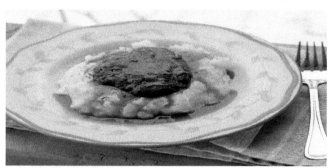

Esto es un delicioso burger smothered en setas y cebolla.
Hmmm

Ingredientes

- 4 hamburguesas
- Sliced Cebolla
- Aceite de oliva
- Sliced Setas
- Mantequilla
- Salsa

Preparación

- Cocinero el burgers te método preferido, mientras cocina
- Sobre el calor alto funde la mantequilla en un skillet.
- Añade seta y cebolla
- Añadir un dash de salsa
- Revuelo bien y cuchara sobre el burgers

Valor nutritivo

- Proteína 14.1g
- Carbohidrato 34.2g
- Colesterol 3.4g
- Gordo 4.5
- Fibra 2.5g

CRUNCHY PEKÍN BURGERS

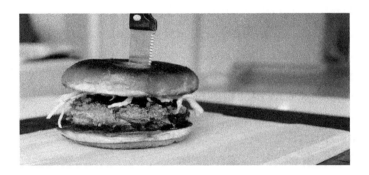

Cada burger es único en su gusto y likeness.

Ingredientes

- Una libra de ternera de tierra
- Canned Agua, 2 scallions
- Salsa de soja
- Una cucharilla de Splenda
- Jengibre rallado
- Pan de ajo
- PARA SALSA
- Albaricoque de azúcar bajo
- Salsa de soja
- Jengibre rallado

Preparación

- Preheat El eléctrico asa
- Chop El chestnuts y trozo el scallions

- Puesto les en un bol de mezclar y otro burger ingredientes y mezcla hasta que él blends
- Forma 4 burgers y colocarles encima el asar, dejado lo cocinero para 5 minutos
- Mientras el burgers es en el asar, mezcla los conservantes y salsa de soja, y jengibre en un plato pequeño, cuándo el burgers está hecho, toss cada cual de ellos con una cucharilla de salsa y servir.

Análisis nutritivo

- Proteína 14.1g

- Carbohidrato 3.2g

- Colesterol 3.4g

- Gordo 45g

- Fibra 3.5g

TOCINO AZUL BURGER

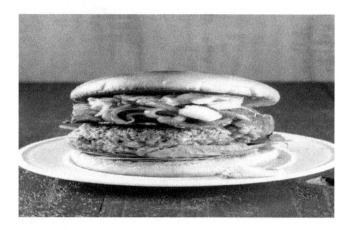

Aquí es un tocino burger cheeseburger con el tocino y el queso cocinado en!

Ingredientes

- Una libra de tierra echa
- Cebolla roja trinchada
- Queso azul
- Tocino cocinado

Preparación

- Smoosh Todos los ingredientes en un bol de mezclar
- Forma 4 a 6 burgers con vuestra mano
- Puesto en la nevera y dejado lo frío para 30 minutos para mejores manejando en el asar
- Saca de la nevera después del tiempo es arriba.
- Preheat El asar sobre temperatura alta

- Sitio el burgers en el asar y dejado les cocinero para aproximadamente 5 a 6 minuto por lado
- Cuándo el burger está hecho, sirve inmediatamente.

Valor nutritivo

- Proteína 6.08g
- Carbohidrato 84.3g
- Sodio 54.2g
- Gordo 35%
- Fibra 2.3g

HOMBRE POBRE POIVRADE

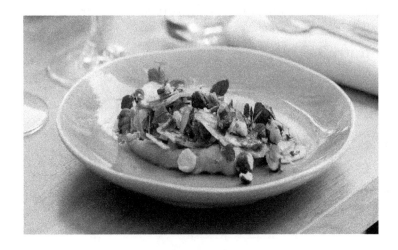

Esto aquí mismo es un real peppery mordisco; no es para el timid.

Ingredientes

- Hamburguesa patty
- Mantequilla
- Vino blanco seco
- Seco sherry

Preparación

- Corro la hamburguesa patty en la pimienta hasta que es por todas partes
- Freír el burger en mantequilla fundida encima calor de medio hasta que está hecho
- Sacar el burger a un plato

- Añade vino al skillets, revuelo para sobre un minuto o dos hasta un bueno marrón crusty mordió está raído arriba.
- Lo vierte encima la hamburguesa y servir.

Valor nutritivo

- Proteína 6.8g
- Carbohidrato 64.3g
- Sodio 4g
- Gordo 0%
- Fibra 25g

ULTRA SALSA de CARNE

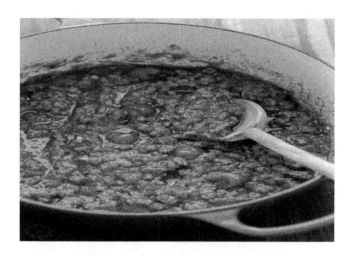

Esto es spaghetti sin spaghetti, cuando sea.

Ingredientes

- Grounded Ternera
- 1 pimienta verde
- Aplastado clove ajo
- Un puede de seta
- Bajo carb spag salsa

Preparación

- Desmenuzar la ternera de tierra en un skillet, cuando los inicios de grasa para recoger en el skillet
- Añade cebolla
- Mantiene cocinar hasta la cebolla y la pimienta son tiernas

- Marca seguro colocas de grasa sobrante

Valor nutritivo

- Proteína 60.8g
- Carbohidrato 68g
- Sodio 4.2g
- Gordo 0.7%
- Fibra 25g

SKILLET STROGANOFF

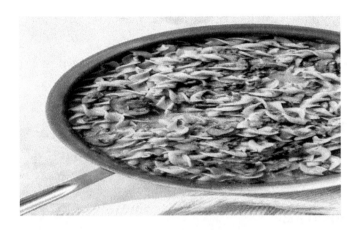

Ternera de tierra del Brown en un pesado skillet, hmm! Tasty.

Ingredientes

- Ternera de tierra
- Ajo
- Diced Cebolla
- Seta drenada
- Caldo de ternera líquida
- Salsa
- Crema ácida
- Vege Sal Y pimienta

Preparación

- Desmenuzar la ternera de tierra sobre un pesado skillet de calor de medio
- Añade cebolla y ajo apenas hay una poca grasa en el fondo de la cacerola

- Cocinero hasta que todo el pinkies está ido de la ternera
- Desagüe grasa sobrante
- Añade setas, caldo, y paprika
- Revuelo en la crema ácida y añadir un dash de sal y pimienta para probar
- Calor a través de, pero no hierve, después de cocinar para un rato estás a punto para servir.

Valor nutritivo

- Proteína 4.8g
- Carbohidrato 6.3g
- Sodio 4.2g
- Gordo 4.5%
- Fibra 25g

JOES

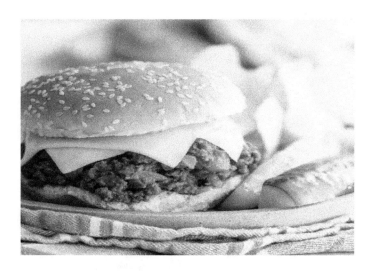

Esto es nuestro favorito un-plato skillet super, es muy flexible también, y puedes utilizar un poco más o poco menos ternera de tierra.

Ingredientes
- Chopped Espinaca
- 5 huevos
- Sal y pimienta
- Chopped Cebolla

Preparación

- En un pesado skillet de calor de medio empieza a marrón el grounded ternera
- Mientras cocinando la ternera, también cocinar la espinaca

- Cuándo la ternera de tierra es a medias cocinada, añadir la cebolla y el ajo y el cocinero hasta la ternera es completamente hechos
- Vierte de la grasa extra
- Desagüe la espinaca
- Mezcla los huevos bien con un tenedor y toss les a la ternera y espinaca
- Continúa cocinar y barajando sobre calor bajo unos cuantos tiempos hasta los huevos están puestos
- Estación con la sal y la pimienta entonces sirven

Valor nutritivo

- Proteína 7.8g
- Carbohidrato 34.3g
- Sodio 4g
- Gordo 45.0%
- Fibra 2.5g

SLOPPY JOES

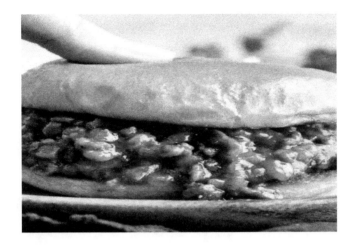

Esto es tan fácil y casi está avergonzando y a los niños probablemente les gustará.

Ingredientes

- 1 libra de ternera de tierra
- Una taza de salsa
- Shredded Queso mexicano

Preparación
- Desmenuzar la ternera de tierra en un skillet y desagüe de la grasa
- Revuelo en el salsa y el queso y el calor hasta el queso está fundido
- Toss A un plato de servir y servir.

Valor nutritivo

- 56gCarbonhydrate
- 3.5proteína de g
- 1fibra de g
- 4.5grasa de g

9.

TODA CARNE CHILLI

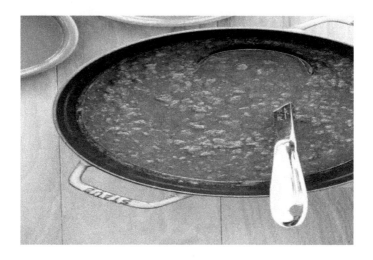

Algunos folks considerar chili para ser anatema, pero me gusta de este modo. No mira en la mirada graciosa del cocoa polvo, es el ingrediente secreto!!

Ingredientes

- Ternera de tierra
- Chopped Cebolla
- Verde chilies
- Salsa de tomate sencillo
- Tierra cumin
- Tierra oregano
- Paprika

Preparación

- Desmenuzar la ternera en un skillet de calor de medio

- Vierte de la grasa y añadir los ingredientes restantes a él
- Más bajo el calor, cubierta, y simmer para aproximadamente 30 minuto
- Uncover Y simmer para otros 20 minutos hasta el frío espesa
- Toss En un plato con queso, crema de soja, y cebolla.

Valor nutritivo

- Proteína 6.8g
- Carbohidrato 74.3g
- Sodio 54.2g
- Gordo 3.5%
- Fibra 25g

FIREHOUSE CHILLI

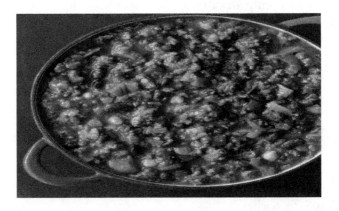

Aquí es una multitud-pleaser, sirve esto en una tarde lluviosa en un local campground, aposté vas a hacer muchos amigos.

Ingredientes
- Atado echa
- Chopped Cebolla
- Tierra cumin
- Ajo aplastado
- Paprika
- Chilli Polvo
- Azúcar bajo ketchup
- Concentrado de tomate
- Cerveza ligera
- Sojas negras
- Una cucharilla de Splenda

Preparación

- Desmenuzar la ternera encima calor de medio
- Desagüe y sitio en una cocina lenta
- Cercano la cocina y dejado lo cocinero para 8 horas
- Cuándo está hecho, sirve con shredded queso y crema ácida

Valor nutritivo

- 4.46 calorías
- 10.27proteína de g,
- 5.28carbohidrato de g,
- 1.17mg colesterol
- 1.89 de sodio
- 4.5gFibre

SOUTHWESTERN EMBUTIÓ PIMIENTAS

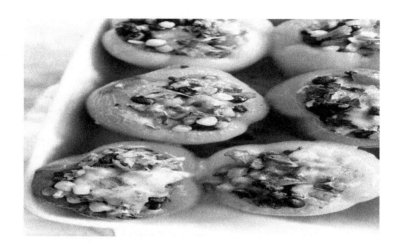

Esto es uno de las recetas justo vienes arriba con sin qué es en la casa en el tiempo y él resultaron tan bien.

Ingredientes

- Ternera de tierra
- Cebolla
- Ajo
- Un puede de tomate
- 1 huevo
- Migas de corteza del cerdo
- Pimientas verdes
- Vege Sal

Preparación

- Preheat El horno a 350 ^{0}F
- Combinar la cebolla de ternera de la tierra y ajo de los tomates con chili, los huevos, y condimentando
- Cortado la pimienta en medio y mash él abajo un poco
- Arreglar la pimienta en una cacerola de cocer cuando les embutes
- Cuchara el tomate restante y cocer para 90 minutos
- Cuándo está hecho, toss en un bol de servir y servir

Valor nutritivo

- Proteína 7.8g
- Carbohidrato 6.3g
- Sodio 54.2g
- Colesterol 1.0g
- Gordo 0.5g

HOMESTYLE MEATLOAF

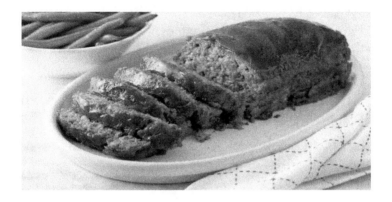

Esto es un favorito perenne pero es un poco tiempo-consumiendo.

Ingredientes
- Una libra de tierra echa
- Un tablespoon de oat bran
- Zumo de vegetal
- Cebolla
- Azúcar bajo ketchup
- Mostaza picante
- Splenda
- Pimienta
- Blackstone Melaza

Preparación
- Preheat El horno

- Plop La tierra echa, oat bran, huevo, zumo de vegetal, sal de mostaza picante, y pimienta en un grande mezclando bol
- Smoosh lo Todo junto realmente bien
- Paquete a un loaf de la cacerola y molde él y toss a un broiler atormentar
- Cuece para una hora
- 20 minuto antes de su hecho, combinar el Splenda, Blackstone melaza, y mostaza entonces mash
- Cepillo él sobre el meatloaf y regreso al horno para acabar cocina.

Valor nutritivo

- Proteína 7.8g
- Carbohidrato 3.30g
- Sodio 4g
- Gordo 45.0%
- Fibra 2.5g

CARNE MEXICANA

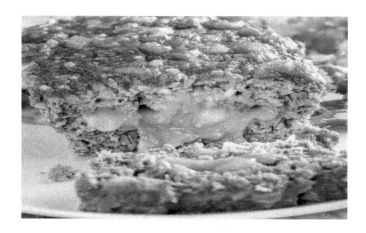

Cuando el nombre implica, mexicanos seguro no chiste con este plato pueda entrar manejable en cualquier tiempo del día, y proporciona placer grande.

Ingredientes

- Ternera de tierra
- Salchicha de cerdo suave
- Cortezas de cerdo sencillo
- Chopped Cebolla
- Verde chilies
- Monterey jack Queso
- Ajo
- Secado oregano
- Tierra cumin
- Sal
- Vege Sal

Preparación

- Preheat El horno a 350^0
- Combinar todos los ingredientes en un bol grande, revuelo bien hasta su finely blended
- Vierte él a un broiler atormentar y forma entonces a un loaf de aproximadamente 3 pulgadas
- Cuece para una hora.

Valor nutritivo
- Proteína 6.8g
- Carbohidrato 74.3g
- Sodio 4g
- Gordo 5%
- Fibra 25g

CHILLI BARNIZADO MEATLOAF

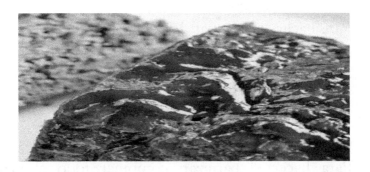

Esta comida es un poco tiempo-consumiendo pero cuándo piensas del placer vas a derivar de comer esta comida, serás convencido vale el tiempo.

Ingredientes
- La tierra echa
- Pimienta verde
- Shredded Zanahoria
- Cebolla trinchada
- Chili Pasta de ajo
- Oat bran
- Ningún azúcar ketchup
- Pimienta y sal
- Vege Sal
- Para el Barnizar
- Ningún azúcar ketchup
- Splenda
- Blackstrap mollusks

- Aceite de oliva
- Cider Vinagre

Preparación

- Preheat El horno
- Para hacer el meatloaf: En un bol de mezclar añade la pimienta, cebolla, zanahoria.
- Smoosh Todo junto hasta su bien mezclado
- Paquete a un loaf cacerola y molde
- Vuelta el meatloaf a un broiler atormentar
- Cuece para una hora
- Para hacer el barnizar: combinar todo el barnizar ingredientes a un bol aproximadamente 20 minutos antes de cocer el tiempo es arriba
- Tomar el meatloaf fuera del horno y extender los vasos encima lo
- Regreso a la caja de horno está hecho.

Valor nutritivo
- Proteína 7.8g
- Carbohidrato 34.3g
- Sodio 4g
- Gordo 45.0%
- Fibra 2.5g

TERNERA CARBONNADE

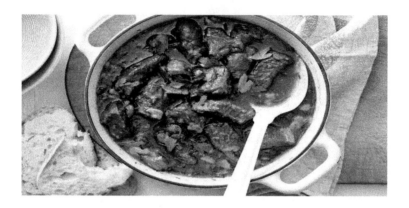

Esta comida es causa diferente y buena tiene mucho carbs en las alcachofas

Ingredientes

- 2 libra de ternera
- Aceite de oliva
- Sliced Cebolla
- Cerveza ligera
- Splenda
- Vinagre de vino rojo tomillo secado
- 3 cloves de ajo
- Hojas de bahía
- Pimienta

Preparación

- Sear La ternera en aceite sobre un skillet
- Sitio la ternera en una cocina lenta, añadir la zanahoria y nabos y revuelo

- En un bol grande, mezcla el vinagre, Splenda, melaza, caldo, ajo, tomillo, y la salsa
- Vierte él en una cocina lenta y cocinero para 8 horas
- Sacar la hoja de bahía cuándo el tiempo es arriba
- Añadir el cantankerous para espesar la salsa
- Entonces es a punto para ser servido

Valor nutritivo

- 44.46 calorías
- 45.27proteína de g,
- 328carbohidrato de g,
- 21.89 de sodio
- Fibra 2.5g

SOUTHWESTERN BISTEC

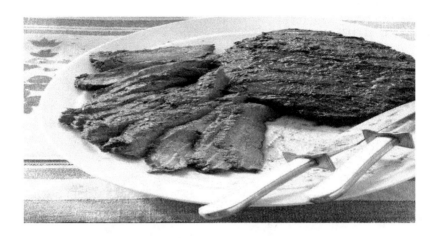

Adoro bistec con una combinación de guacamole

Ingredientes

- 2 libras de bistec bien marcado
- Aceite de oliva
- Guacamole
- Sal y pimienta

Preparación

- Frota aceite de oliva en cada lado del bistec
- Arreglar el broiler
- Vuelta el broiler sobre calor alto y toss el bistec en allí entonces dejar la puerta causa abierta esto es crucial
- Para un bistec grueso, puedes cocinar para 6 minuto

- Cuándo el temporizador va fuera conseguir el bistec fuera y fuera en un plato de servir sirve con un tablespoon de guacamole y sprinkle alguna sal y pimienta para probar.

Valor nutritivo

- Proteína 6.8g
- Carbohidrato 64.3g
- Sodio 4g
- Gordo 0%
- Fibra 25g

BISTEC CON BRANDY STILTON SALSA de CREMA

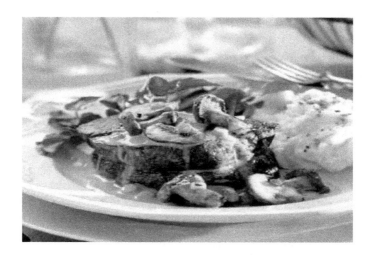

Esto es decadente más allá creencia y magnífico..

Ingredientes

- Una libra de ternera
- Aceite de oliva
- Crema pesada
- Stilton Queso

Preparación

- En un grande skillet de calor de medio, cacerola de inicio broiling el bistec en aceite de oliva, para aproximadamente 6 minutos por lado

- Cocinero a vuestro grado preferido y doneness
- Cuándo el bistec está hecho sacarloa un plato y mantenerlo tibio
- Calor una cacerola y cuidadosamente verter en el brandy, disolviendo todos los bits marrones engancharon en el skillets
- Ahora verter la crema y revuelo
- Añadir el Stilton y revuelo hasta su fundido y la salsa smothers
- Lo vierte encima el bistec y servir.

Valor nutritivo

- 75proteína de g
- 54gCarbonhydrate
- 43grasa de g
- 0.4colesterol de g

BISTEC de COSTA BRAVA

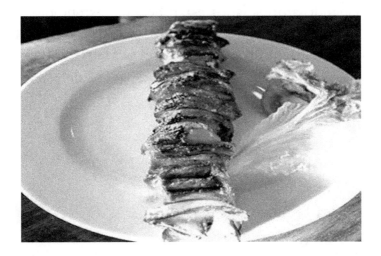

Estuve sorprendido que esta anchoa tradicional-la salsa española basada no fue particularmente fishy, es justo tan rico dulce, y complejo.

Ingredientes

- 16 onzas de bistec
- Anchoa fillets peló nueces
- Vinagre de vino rojo
- Aceite de oliva

Preparación

- Broil El bistec para 5 minutos por lado

- Puesto el vinagre, nuez, y anchoas en un procesador alimentario. Mash Todo junto, entonces despacio verter en medio del aceite de oliva
- Cuándo ambos lados están hechos, extendidos la salsa sobre el bistec y entonces el broiler a abajo entonces puesto atrás el broiler debajo él para un minuto
- Después de que aquello, él's preparado de ser servido

Valor nutritivo

- 4.46 calorías
- 1.27proteína de g,
- 5.28carbohidrato de g,
- 14.17mg colesterol
- 21.89 de sodio
- 4.5gFibre

PORTOBELLO FILLETS

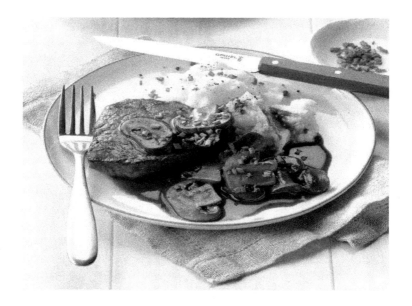

Aquí es una manera muy sencilla para hacer aquellos maravilloso pero pricey poco fillets mignon parecer más grande.

Ingredientes

- 4 fillet mignon
- 3 seta grande
- Aceite de oliva
- Balsamic Apósito de vinagreta.

Preparación

- Poner el Portobello a un plato de cocer y verter el balsamic vinagreta encima lo
- Les gira para hacer seguro aquello es coated bien
- Entonces frío para 10 a 15 minuto
- Calor el broiler sobre calor alto
- Entonces cepillar los bistecs con aceite de oliva
- Calor el eléctrico tabletop asar
- Broil El fillets encima calor de medio, 5 minutos por lado
- Pero cocinero a vuestro gusto y preferencia
- Después de girar, puesto el marinated setas en el eléctricos asar y dejado lo fresco para aproximadamente 5 minuto
- Entonces vuestro bistec y la seta tendrían que ser hechos justo sobre el mismo tiempo
- Puesto cada seta y fillets como coronar en un plato
- Sirve caliente

Valor nutritivo

- 75proteína de g
- 5.04gCarbonhydrate
- 4.5grasa de g
- 1.4colesterol de g

JENGIBRE MARINATED ECHAR

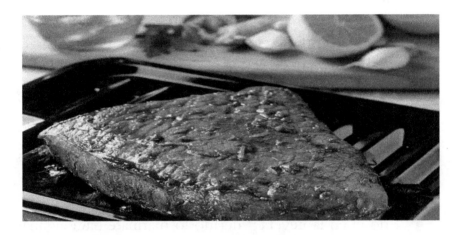

Esto es un yummy el tarro asa receta que pide tomates, vinagre, y jengibre, así que la idea era natural.

Ingredientes

- Una libra de boneless echa
- Ningún azúcar ketchup
- Carne tenderizer
- Splenda
- Sal
- Jengibre rallado
- Backstrap Melaza
- Agua
- Vinagre
- Salsa de soja

Preparación

- Primero, sprinkle una poca cantidad de tenderizer encima un lado de la carne
- Pierce con un tenedor, dedo él encima y repetir la acción
- Toss La carne en una bolsa plástica
- Mezcla los ingredientes restantes pero reservar algunos para basting, verter el resto sobre la carne
- Prensa fuera del aire y sello
- Frío él en la nevera y dejado lo marinate para algunas horas
- Cuándo está cocinando tiempo
- Preheat El asar a calor alto
- Atracción el bistec fuera de la bolsa plástica y asar para aproximadamente 10 minutos por lado
- Líber él frecuentemente con el reservado marinade con un enser limpio
- Servir cuándo es a punto.

Valor nutritivo

- 44.46 calorías
- 10.27proteína de g,
- 5.28carbohidrato de g,
- 124.17mg colesterol
- 21.89 de sodio

- Fibra 2.5g

MARINATED SIRLOIN

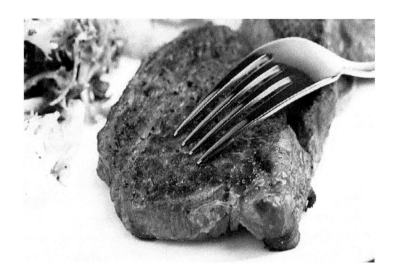

Esto es un mexicano y southwestern especialidad.

Ingredientes

- Un sirloin bistec
- Una taza de agua
- Salsa de soja
- Cebolla trinchada
- Zumo de limón
- Mostaza marrón picante

Preparación

- Pantano arriba todos los ingredientes pero el bistec a un bol, aquello servirá como el marinade

- Toss El bistec en una bolsa, vierte en el marinade y frío en la nevera, y dejar por la noche
- Cuándo estás a punto para cocinar, sacar el bistec de la bolsa
- Preheat El broiler o asar
- Asa para aproximadamente 20 minutos
- Entonces servir

Valor nutritivo

- Proteína 30g
- Fibra 1g
- Carbohidrato 4g
- Gordo 3g

SMOKY MARINATED BISTEC

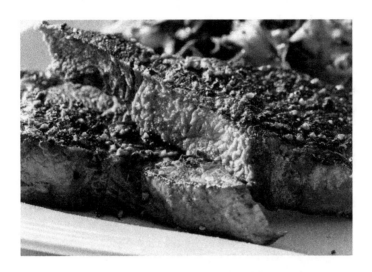

Esto tiene un sutil pero grande smoky sabor que realza la carne.

Ingredientes

- T-Bistec de hueso
- Sabor de humo líquido
- Vege Sal
- Pimienta
- Aceite de oliva
- Cebolla
- Agua

Preparación

- Puesto el bistec en una bolsa plástica

- Mezcla todo más
- Reserva algunos marinade para basting
- Verter el resto a la bolsa y refrigerate por la noche
- Cuándo es a punto para ser cocinado
- Preheat El broiler
- Broil Para aproximadamente 6 minutos en cada lado
- Cuándo es halfway basted a través de con el reservado marinade
- Broil Para aproximadamente 20 minutos más
- Entonces es a punto para ser servido

Valor nutritivo
- Proteína 14.1g
- Carbohidrato 34.2g
- Colesterol 3.4g
- Gordo 0.5g
- Fibra 23.5g

PLATTER SALSA PARA BISTEC

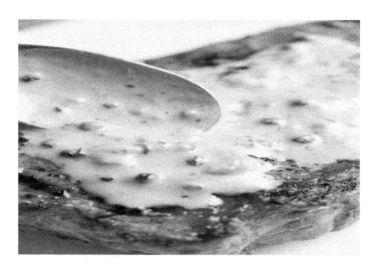

Marca esto con los goteos cuándo eres cacerola-broiling un bistec

Ingredientes

- Una cucharilla de pimienta
- Sal
- Mostaza seca
- Mantequilla

Preparación

- Después de que cacerola broiling vuestro bistec, vierte fuera de la grasa sobrante y revuelo en la mostaza, Sal de salsa y pimienta entonces revuelo

- Dejado lo burbuja para un minuto, verterlo encima el bistec caliente, y servir.

Valor nutritivo

- 14.46calorías de g
- 9.91grasa de g
- 10.27proteína de g,
- 5.28carbohidrato de g,
- 22.67mg colesterol
- 11.89 de sodio

BISTEC de CUBO EN GRAVY

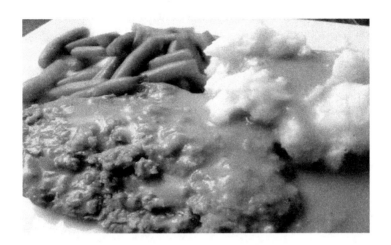

Ingredientes

- Bistecs de cubo
- Aceite de oliva
- Sliced Cebolla
- Sliced Setas
- Ternera bouillon
- Caldo de ternera

Preparación

- Aceite de calor en un skillet y marrón el skillets en ambos lados
- Añadir la cebolla y setas a una cocina lenta
- Revuelo el caldo y bouillon en un bol y verter sobre los vegetales

- Cubierta la cocina lenta y puesto lo a calor bajo entonces cocinero para aproximadamente 7 horas
- Cuándo el tiempo es arriba, sacar los bistecs y espesar la salsa con xanthan a vuestra preferencia.

Valor nutritivo

- 4.46 calorías
- 10.27proteína de g,
- 5.28carbohidrato de g,
- 1.17mg colesterol
- 1.89 de sodio
- 4.5gFibre

BISTEC SUIZO

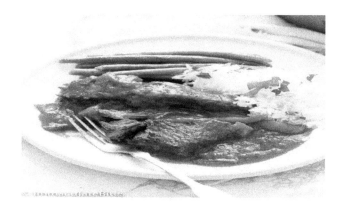

hay un no-versión de trabajo de este favorito de tiempo viejo.

Ingredientes

- Cebolla grande
- Ronda de ternera
- Ternera bouillon
- Stalk Apio
- Zumo de vegetal

Preparación

- Sitio la cebolla en una cocina lenta y la ternera arriba
- Revuelo el bouillon al zumo de vegetal y verter la mezcla en la ternera
- Sprinkle El apio arriba
- Vierte él a la cocina lenta y dejado lo cocinero para 10 horas

- Cuándo el tiempo es arriba, espesa con xanthan si te gusta.

Valor nutritivo

- Proteína 82.1g
- Carbohidrato 4.2g
- Colesterol 3.4g
- Gordo 5.o
- Un rastro de fibra

TERNERA BURGUNDY

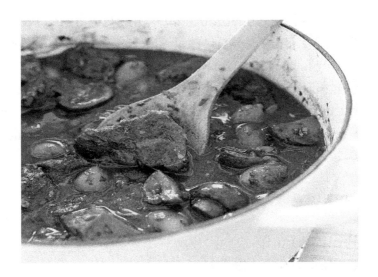

Esto es un manejable compañía de un platos comida; lo puedes disfrutar encima una mañana de sábado buena.

Ingredientes

- **Un** boneless la ternera seca vino rojo
- Aceite de oliva
- Vege sal
- Paprika
- Sliced Setas
- 2 pimienta verde
- Secado oregano

Preparación

- Preheat El horno
- Aceite de sitio en un pesado skillet sobre calor alto
- Cepillo la ternera con aceite
- Puesto el browned ternera en un plato de cacerola
- Mux El vino y guar en el blender para 19 secundó el verter la mezcla sobre la ternera
- Añadir la sal, paprika, oregano   cebolla, setas, y pimienta verde al plato de cacerola y darlo un revuelo
- Cuándo está hecho, puedes hervir abajo el líquido en un saucepan para ayudar hacerlo más grueso

Valor nutritivo

- Proteína 56.1g
- Carbohidrato 4.2g
- Colesterol 4.5g
- Gordo 54g
- Sodio 31g

40.

SALSA TERNERA

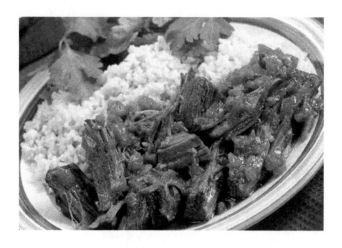

Aquí es uno del super vertedero sencillo-y-ir recetas, es grande para el día.

Ingredientes

- Brazo de ternera
- 3 nabos
- Zanahorias de criatura
- Salsa
- Xanthan

Preparación

- Puesto los nabos, las zanahorias en una cocina lenta con la ternera arriba, verter el salsa encima todo cubre en una cocina lenta y dejado lo cocinero para aproximadamente 10 horas

- Cuándo el tiempo es arriba sacar la ternera y estirarlo aparte hasta que acelera
- Exclusiva fuera del veggies a un plato de servir; puesto la ternera arriba, puedes decidir espesar la salsa sobre el veggies y la ternera.

Valor nutritivo

- Proteína 12.1g
- Carbohidrato 4.2g
- Colesterol 3.4g
- Gordo 0.5
- Un rastro de fibra

TERNERA EN CERVEZA

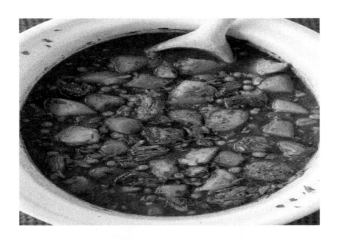

El té, la cerveza, y la cocina larga, lenta hace esto como tierno cuando puede ser.

Ingredientes

- Boneless Ternera
- Aceite de oliva
- Salsa de tomate
- Tea polvo
- Setas
- Ajo

Preparación

- Calor el aceite sobre un skillet en calor alto y sear la ternera hasta su marrón por todas partes
- Transferencia él a una cocina lenta

- Con el poco aceite dejó en el skillets, freír la cebolla para algún minuto y añadir a la cocina lenta
- Verter la salsa de tomate y cerveza en la ternera, añade seta y ajo
- Entonces cocinero para 8 minutos.

Valor nutritivo
- Carbohidrato 5.6g
- 35.4proteína de g
- 1fibra de g
- 0.5 grasa
- Sodio 3112g

TERNERA CON SALSA de SETA ASIÁTICA

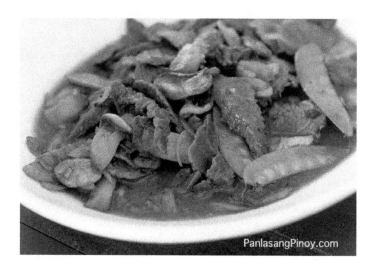

Una vez tienes la salsa de alojamiento, esto puede ser muy rápidamente para preparar y sigue bien en la nevera.

Ingredientes

- Consejo de ternera asa
- Sliced Setas
- Salsa
- Ajo
- Sal
- Caldo de ternera
- Sliced scallions

Preparación

- En una cocina lenta, puesto la seta y el devenido arriba, extendido la salsa, esparcir el ajo y alguna sal encima lo, cubierta, y cocinero para 8 horas
- Cuándo el tiempo es arriba sacar la ternera, puesto lo encima un plato y entonces añadir xanthan para espesarlo un poco
- Trozo la ternera y servir con salsa, parte superior con scallions.

Valor nutritivo

- Proteína 34.1g
- Carbohidrato 44.2g
- Colesterol 3.4g
- Gordo 0.5
- Un rastro de fibra

BALSAMIC El tarro ASA

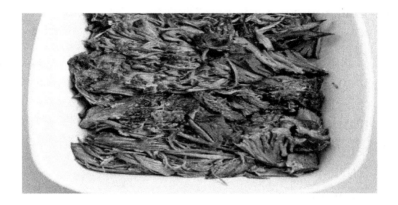

Balsamic Vinagre y rosemary dar el tarro asa acentos italianos.

Ingredientes
- Ronda de ternera
- Aceite de oliva
- Ajo
- Cebolla
- Vinagre
- Caldo de ternera
- Secado rosemary
- Diced Tomates

Preparación

- Sear La ternera en el aceite, hasta su marrón por todas partes
- Transferencia a un cm cocina lenta y esparcir la cebolla, ajo en la ternera

- Barajo junto el caldo, bouillon m vinagre, y md rosemary
- Verter la mezcla sobre la ternera
- Estación con pimienta
- Y dejado lo cocinero para 8 horas
- Cuándo es tiempo saca la ternera y colocarlo encima un plato de servir.

Valor nutritivo
- 75proteína de g
- 5.04gCarbonhydrate
- 4.5grasa de g
- 1.4colesterol de g

TERNERA de JENGIBRE

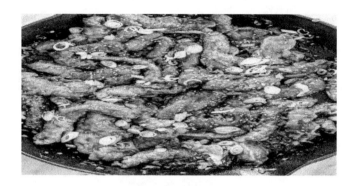

Esto es mi plato favorito para preparar con un tarro asa, su sabor de color brillante lleno de tomate, fruta, y jengibre.

Ingredientes

- Boneless Echar
- Una cebolla pequeña
- Diced Tomate
- Jengibre de tierra
- Vinagre
- Ajo

Preparación

- Sitio el aceite sobre el calentado skillet y marrón de asar
- Cuándo ambos lados están hechos, añade cebolla, ajo, y tomates
- Mezcla el Splenda, jengibre, y vinagre a un bol y añadir la mezcla al skillet, revuelo para mezclar
- Cubierta sobre calor bajo y simmer para sobre una hora
- Sirve con veggies estirado arriba.

Valor nutritivo

- Proteína 30g
- Fibra 1g
- Carbohidrato 4g
- Gordo 3g

PEPPERONCINI TERNERA

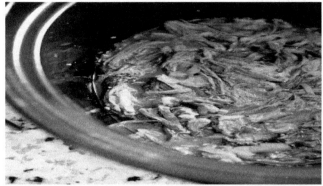

Pepperoni Es caliente pero no abrasador caliente, encontrarás estos en el mismo aisle como las olivas y pepinillos

Ingredientes
- Boneless Pollo
- Pepperoni Pimienta
- Xanthan
- Cebolla

Preparación
- Puesto la ternera en una cocina lenta y verter la pimienta y sprinkle la cebolla encima lo, dejado lo cocinero para 8 horas
- Cuándo el tiempo es arriba, sacar la ternera y entonces puesto lo encima un plato, exclusiva el papel y pila les encima la ternera, también podrías espesar el zumo con xanthan
- Añade sal y pimienta para probar

- Sirve con salsa y ternera

Valor nutritivo
- 7.5 proteína
- 2.56Carbonhydrate
- 4.5grasa de g
- Un bare rastro de fibra
- 1.4colesterol de g

ESTRELLA SOLITARIA
BRISKET

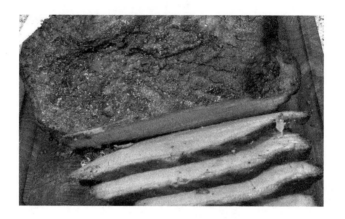

Los textos brisket la salsa sería natural con este plato.

Ingredientes

- Ternera brisket
- Carne tenderizer
- Chili Polvo
- Splenda
- Vinagre
- Pimienta
- Chips de madera

Preparación

- Sprinkle Un lado del brisket con una cucharilla de tenderizer, agujerear la carne con una vuelta de tenedor encima y repetir la misma acción
- Puesto el brisket en una cacerola
- Mezcla los ingredientes restantes, pero recordar para reservar algunos marinade para basting
- Verter el resto
- En una bolsa plástica con la ternera y dejado lo marinate para varias horas
- 2 horas antes de que cena, preheat el asar
- Añade madera chunks, entonces fumar el brisket para aproximadamente tres horas hasta que gira tierno.
- Mop El brisket con el reservado marinade y humo otra vez para aproximadamente 30 minutos
- Entonces es a punto para ser servido

Valor nutritivo

- 4.46calorías de g
- 9.91grasa de g
- 1.27proteína de g,
- 5.28carbohidrato de g,
- 2..67mg colesterol
- 1.89 de sodio

COSTILLAS CORTAS CON VINO Y SETA

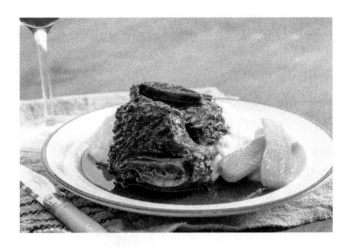

Las costillas cortas son muy flavorful y esto es una manera sencilla de hacer la mayoría de ellos.

Ingredientes

- Ternera de costillas cortas
- Salsa
- Vino rojo seco
- Seta
- Guar

Preparación

- Sitio las costillas a la cocina lenta entonces añade la hoja de bahía, salsa, y bouillon
- Verter el vino encima y colocar la seta
- Cocinero para 8-10 horas
- Cuándo el tiempo es arriba exclusiva fuera de las costillas y setas a un plato
- Sacar la hoja de bahía y espesar vuestra salsa con guan

Valor nutritivo
- Proteína 14.1g
- Carbohidrato 34.2g
- Colesterol 3.4g
- Gordo 0.5g
- Fibra 23.5g

ESTOFADO MEXICANO

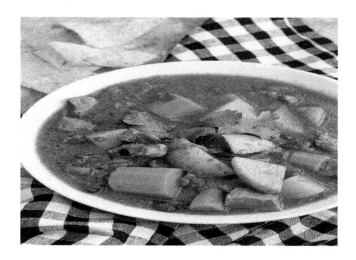

Esta mezcla- más bueno es una familia sencilla pleaser.

Ingredientes

- Carne de estofado de la ternera
- Tomates con verdes chilies
- Chili Polvo
- Cebolla
- Taco Condimentando
- Sojas

Preparación

- Toss La ternera, tomate, cebolla, y chili polvo en una cocina lenta, cubierta la cocina lenta, y puesto a abajo
- Dejado lo cocinero para 7 horas
- Revuelo en el taco condimentando y sojas
- Vuelta la cocina lenta a alto y dejar para otros 20 minutos

- Puesto una gota de crema ácida para cada sirviendo.

Valor nutritivo
- Calorías 123.0g
- Sodio 20.00mg
- Proteína 148.5g
- Colesterol 17.97g
- Carbohidrato 23.60g
- Gordo 0%

OXTAILS PONTCHARTRAIN

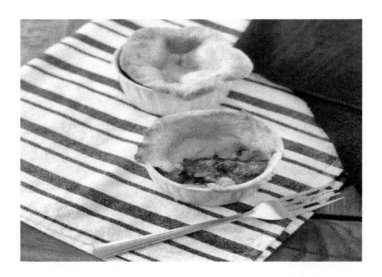

Este plato está nombrado después del Lago Pontchartrain porque tiene elementos de Nueva Orleans muchísima en él.

Ingredientes

- Ternera oxtail
- Una cebolla de medio
- 3 plátanos
- Zanahoria
- Aceite de oliva
- Condimentando
- Ajo
- Vino rojo seco
- 3 hojas de Bahía
- Brandy
- Diced Tomates

- Chipotle La salsa de Chile.

Preparación

- Sprinkle El oxtails en el Cajun condimentando
- Calor el aceite y cepillar el oxtails por todas partes
- Entonces transferir a una cocina lenta, añade pimienta, cebolla, apio de zanahoria, y ajo al skillets y revuelo hasta que están suavizados, añadirles a la cocina torcida y mezcla con el oxtails
- Verter el vino y brandy al skillets y revuelo alrededor, vierte en el tomillo y la bahía dejan, tomates, y Chipotle, revuelo y verter sobre el veggies y oxtails,
- Puesto a bajo y cocinero para 8 horas
- Ser seguro para sacar la bahía antes de servir

Valor nutritivo

- Proteína 30g
- Fibra 1g
- Carbohidrato 4g
- Gordo 3g

CERDO CHOPS Y SALSA de CREMA de la MOSTAZA

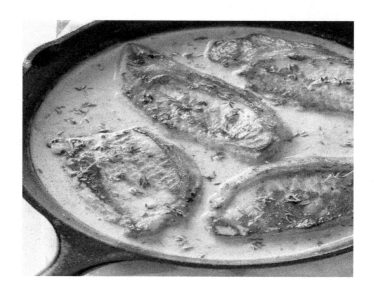

Aquí es algo bueno de hacer con cerdo y chops ahora que no estás criándoles.

Ingredientes

- 1 cerdo chop
- Crema pesada
- Aceite de oliva
- Sal
- Vino blanco seco
- Mostaza picante

Preparación

- Sprinkle Pimienta y sal sobre los lados del chop
- Calor el aceite sobre un skillet encima calor de medio
- Cepillo el chop hasta que es marrón en ambos lados y cocinados a través de
- Vierte algún vino en un skillet y revuelo alrededor, añadir la crema y mostaza, y revuelo.
- Cocinero para un minuto o dos antes de servir.

Valor nutritivo

- Carbohidrato 9g
- 35proteína de g
- 1fibra de g
- 0.5 grasa

CERDO PICANTE CHOPS

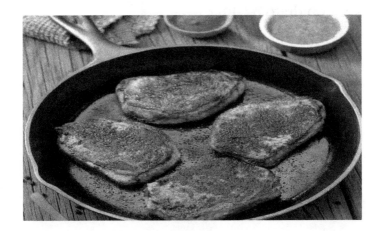

Esto es un plato muy bueno que uno puede hacer utilizar cerdo, el placer nunca es-acabando.

Ingredientes

- Cerdo chops
- Aceite de oliva
- Ajo
- Chili Polvo
- Cilantro de tierra

Preparación

- Preheat El gas asa
- Medida fuera algún aceite de oliva
- Squash El ajo y mezcla al aceite, frotar el chops exhaustivamente con el aceite de oliva, revuelo en el chili polvo y cilantro, sprinkle en ambos lado del chops
- Asa para 10 minutos por lado

Valor nutritivo

- Proteína 2.5g
- Carbohidrato 32.4mg
- Colesterol 52.4g
- Gordo 2.5mg
- Fibra 3.2g

CERDO de JENGIBRE del LIMÓN CHOPS

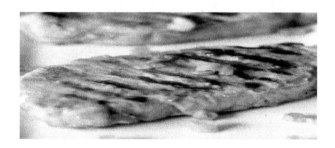

Muy sencillo de hacer, y flavorful, es un familiar pleaser.

Ingredientes

- Una libra de cerdo chops
- Jengibre rallado
- Aceite de oliva
- Seco sherry
- Agua
- Salsa de soja
- Ajo
- Aceite de sésamo
- Zumo de limón
- Splenda
- Scallion

Preparación

- En un pesado skillet de calor de medio, cepillo el cerdo chops en ambos lados con aceite hasta que gira marrón
- Mezcla cada otro ingrediente y verter en el skillets
- Ser seguro para girar el chops para cubrir ambos lados
- Cubierta la cacerola y simmer para 30 minutos
- Cuchara el zumo en los chips con un poco scallion
- Entonces servir

Valor nutritivo

- 9gCarbonhydrate
- 35proteína de g
- 1fibra de g
- 4.5 grasa

APPLE BARNIZÓ CERDO CHOPS

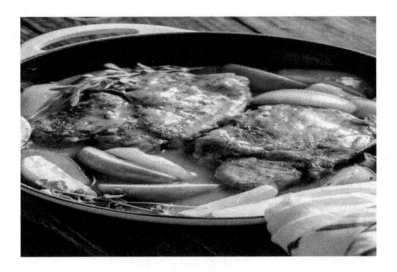

El cerdo y la manzana son combinaciones grandes; esto es una combinación grande de sabores

Ingredientes
- 3 cerdo chops
- Vinagre
- Splenda
- Salsa de soja
- Una cebolla.

Preparación

- Toss Algún aceite al skillet y marrón el chops

- Ser seguro ambos lados son marrones antes de que barajas en el vinagre, Splenda, y salsa de soja
- Verter la mezcla en el chops
- Esparci algunas cebollas en la parte superior
- Cubierta y calentarlo encima calor bajo, vuelta el chops después de que 45 minutos hasta la cacerola es cercanos a secar arriba, sprinkle la cebolla, y raer el syrupy líquido de cacerola encima les.

Valor nutritivo

- Carbohidrato 9g
- 35proteína de g
- 1fibra de g
- 0.5 grasa
- 5.02gSodium

CERDO CRUSTED CERDO

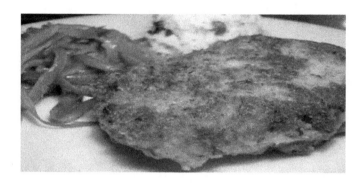

Este plato aquí mismo es un mouthwatering plato, el cual te dejará queriendo más

Ingredientes

- Bistec de cerdo
- Cerdo de sabor de barbacoa aplastado cortezas
- Un tablespoon de aceite

Preparación

- Toss Los dos lados del bistec de cerdo con cortezas de cerdo aplastado
- Aceite de calor encima calor de medio
- Revuelo el bistec hasta su crisp en ambos lados
- Cocinero para aproximadamente 7 minutos

Valor nutritivo

- 2.9gCarbonhydrate
- 35proteína de g
- 1fibra de g
- 3.5 grasa

CERDO DULCE Y ÁCIDO

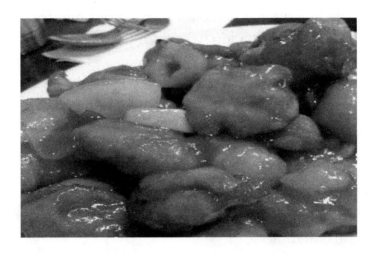

Esto no es exactamente auténtico, porque el cerdo no es battered y freído, pero todavía, prueba grande.

Ingredientes
- Boneless Cerdo
- Cider Vinagre
- Splenda
- Zumo de piña
- Salsa de soja
- Ajo
- Cebolla
- Guar
- 3 tablespoon de aceite

Preparación
- Mezcla el vinagre, Splenda, piña, melaza, y ajo y puesto por la estufa

- Calor algún aceite sobre un grande skillet de muy alto grande
- Añadir el cerdo hasta que es casi hecho
- Añade pimienta y cebolla y mantener que fríe revuelo hasta el rosa está ido del cerdo.
- Añade mezcla de vinagre venido y el revuelo bien dejado lo simmer para algún revuelo de minutos para un rato hasta el veggies es tierno
- Espesar el zumo de cacerola con algún vinagre y servir.

Valor nutritivo
- Proteína 45.7g
- Carbohidrato 3.2g
- Gordo 166.2g
- Sodio 17g
- Colesterol 45.6g

MU SHU CERDO

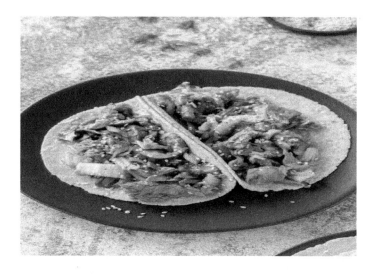

Muchas personas dicen ellos Chinese comida, tan aquí es un favorito de restaurante chino.

Ingredientes
- Un boneless cerdo
- Aceite de cacahuete
- Setas
- Scallions
- Salsa de soja
- Seco sherry
- Hoisin Salsa

Preparación

- Sitio un skillet sobre calor alto

- Mezclar los huevos en un tablespoon de aceite hasta su conjunto
- Toallita húmeda el wok si contiene demasiado huevo, añadir otra taza de aceite de cacahuete.
- Añadir el cerdo a la mezcla y el revuelo fríen, añadir las setas, col, scallions, y sprouts
- Añadir los huevos atrás al wok y barajarles en
- Añadir la salsa de soja y sherry entonces revuelo
- Sirve tibio con un bajo carb tortilla y toss aproximadamente 2 cucharas de salsa a él

Valor nutritivo
- 23.4gCarbonhydrate
- 38g. Proteína
- 1fibra de g
- 5.0gfat

CHILLI CINTAS de CERDO de la LIMA

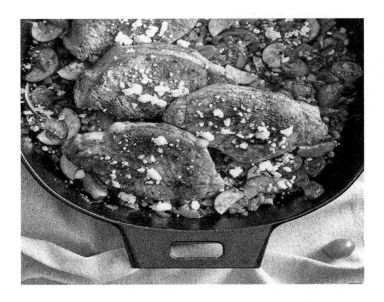

Esto es tan bueno y tan versátil uno puede utilizar las cintas para una ensalada o justo envolverles arriba en un bajo-carb tortilla.

Ingredientes

- Una Libra de Boneless cerdo
- Chili Polvo
- Zumo de lima
- Aceite

Preparación

- Trozo el cerdo thinly a bits pequeños
- Revuelo-freír el cerdo hasta que es casi hecho
- Revuelo en el chili polvo y algún zumo de lima
- Continúa barajar para aproximadamente 3 a 4 minutos
- Entonces servir

Valor nutritivo
- Proteína 2.5g
- Carbohidrato 32.4mg
- Colesterol 52.4g
- Gordo 2.5mg
- Fibra 3.2g

CERDO de SÉSAMO del JENGIBRE

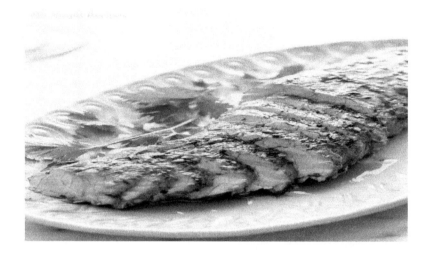

Uno puede servir este revuelo sencillo fríe encima arroz de coliflor si te gusta pero es bueno justo la manera es.

Ingredientes

- Boneless Cerdo
- Splenda
- Aceite de sésamo
- Jengibre rallado
- Scallions
- Ajo
- Aceite de cacahuete

Preparación

- Thinly Trozo el cerdo
- Mezcla los ingredientes a un bol de mezclar
- Añadir el cerdo y revuelo, dejado lo marinate para medio una hora
- Vierte algún aceite en el skillet y calor
- Añadir el cerdo
- Revuelo-freír hasta la carne está cocinada a través de y toma aproximadamente 4 a 6 minutos

Valor nutritivo
- Carbohidrato 36g
- Proteína 321g
- Gordo 5.0g
- Colesterol 47.1g
- Sodio 223.4g
- Fibra 4.05g

COL Y CERDO ASIÁTICOS

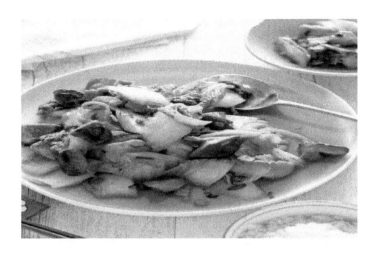

Estos pocos platos ofrecen tanto sabor para un poco trabajo.

Ingredientes

- Boneless Cerdo
- Salsa de alubia negra
- Pasta de ajo

Preparación

- Trozo el cerdo como delgado cuando quieres, trozo la col también, y alguna cebolla
- Toss Un skillet en calor alto
- Toss En 3 o 4 tablespoons de aceite
- Cuándo es caliente, añadir el cerdo y el revuelo fríen para aproximadamente 5 minutos
- Añadir la col y caja de cebolla son tiernos
- Revuelo en la salsa de alubia negra y el chili y servir

Valor nutritivo

- Proteína 14.1g
- Carbohidrato 34.2g
- Colesterol 3.4g
- Gordo 0.5g
- Fibra 23.5g

PIÑA CERDO BARNIZADO LOIN

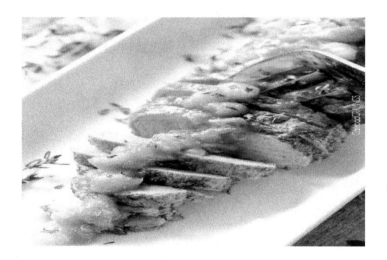

Uno puede plegar esta receta si deseado pero si vuestro skillets es la medida de mina   tendrás que cocinero dos lotes.

Ingredientes

- Un boneless cerdo
- Aceite de oliva
- Cider Vinagre
- Splenda
- Dijon

Preparación

- Libra el cerdo hasta que gira grueso
- Calor el aceite en un skillet encima calor de medio y barajar el cerdo

- Cocinero para aproximadamente 4 a 5 minutos
- Combinar el vinagre, piña Splenda mostaza, y salsa de soja con ajo
- Espera hasta el cerdo browns arriba en ambos lados, añadir la mezcla al skillet, mezcla él con el cerdo
- Cocinero para aproximadamente 4 minutos
- Saca al plato de servir
- Ser seguro para sacar el líquido de la cacerola sobre el cerdo antes de servir.

Valor nutritivo

- 7.5 proteína
- 2.56Carbonhydrate
- 4.5grasa de g
- Un bare rastro de fibra
- 1.4colesterol de g

☆ *55% FUERA para Librería AHORA en $ 24,95 en vez de $ 35,95!* ☆

Para ti quiénes están buscando algo diferente, presento una serie de platos especialmente carne con gluten-productos libres, rápidamente y fáciles de preparar recetas, tiene divertido y cocinero con amor.

Compra es AHORA y dejar vuestros Clientes consiguen adictos a este libro asombroso!

CPSIA information can be obtained
at www.ICGtesting.com
Printed in the USA
BVHW040448070421
604337BV00007B/1416